ÉTUDE COMPARATIVE

DES

RÉFORMES A APPORTER A L'ENSEIGNEMENT & EXERCICE

DE LA

MÉDECINE LÉGALE

EN ROUMANIE

ÉTUDE COMPARATIVE

DES

RÉFORMES A APPORTER A L'ENSEIGNEMENT & EXERCICE

DE LA

MÉDECINE LÉGALE

EN ROUMANIE

PAR

Le Docteur M. MINOVICI

EXPERT PRÈS LES TRIBUNAUX DE ROUMANIE
MEMBRE CORRESPONDANT DE LA SOCIÉTÉ DE MÉDECINE LÉGALE
DE FRANCE

PARIS
OLLIER-HENRY LIBRAIRE-ÉDITEUR
11, 13 rue de l'École-de-Médecine, 11, 13

1889

I

Enseignement médico-légal en France. Faculté de Paris, faculté de Lyon. Cours théorique. Travaux pratiques. Insuffisance de l'examen probatoire de médecine légale.

Depuis l'arrivée de notre maître le professeur Brouardel, la médecine légale a fait et fait encore des progrès incessants. Pénétré des grandes difficultés que tout médecin légiste rencontre dans l'accomplissement de ses devoirs, M. le professeur Brouardel s'est appliqué de son mieux à aplanir les obstacles et à rendre, dans les limites du possible, l'exercice de la médecine légale moins ardue et plus scientifique. Mais ses efforts n'ont malheureusement porté que sur Paris, et cela ne pouvait être autrement puisqu'en France l'enseignement de la médecine légale est à peu près spécialisé dans les facultés de médecine; or, l'absence de programme général, le bon vouloir des titulaires des chaires de médecine légale,font que cet enseignement est essentiellement différent, suivant que l'on considère telle ou telle faculté, telle ou telle école.

C'est ainsi qu'à Lyon, dont l'école dispute la première place, l'enseignement de la médecine légale est notablement différent de l'enseignement parisien, en ce que le professeur de médecine légale ne préside pas lui-même aux exercices et conférences pratiques, qui donnent de si beaux résultats à Paris.

Le professeur, M. Lacassagne, traite deux fois par semaine la partie théorique de son cours; sa troisième leçon hebdomadaire est une conférence pratique, il est vrai, mais elle est surtout consacrée à l'étude de questions d'anthropologie et de statistique criminelles. Ce cours a lieu pendant le semestre d'hiver.

Pendant les deux trimestres qui restent, le chef des travaux fait deux conférences par semaine. L'une de ces conférences porte sur les autopsies, examen de taches, de vêtements, d'ossements en un mot sur les travaux pratiques de médecine légale. La seconde conférence est théorique ; elle complète le cours du professeur de sorte qu'en une année, les élèves peuvent apprendre la médecine légale ou du moins les points les plus importants de la médecine légale.

M. Coutagne, auquel nous empruntons presque tous ces détails, affirme que lorsqu'une autopsie est prescrite, elle fait le sujet d'une conférence, dont les élèves sont spécialement avertis ; cette opération est pratiquée avec l'assistance d'un des élèves les plus avancés, par le professeur ou le chef des travaux, suivant que l'un ou l'autre a été l'objet de la réquisition, et lorsqu'elle se présente, un jour de cours ou de conférence réglementaire, en tient lieu naturellement.

Certes nous nous trouvons ici en présence d'un enseignement qui est déjà perfectionné, et qui ne cède à Paris qu'en quelques détails ; mais il y a une réforme réalisée par la faculté de Lyon, réforme qui n'existe nulle part ailleurs, que nous sachions. Pendant les sessions trimestrielles des assises du département du Rhône, lorsque les séances comportent une comparution de médecin-experts, l'enseignement est transféré au palais de justice ; munis de cartes spéciales, les élèves pénètrent dans la salle d'audience, entendent les débats, s'initient aux formes intimidantes de la procédure des assises, et suivent les discussions des rapports et dépositions médicales soulevées, soit par le ministère-public, soit par la défense.

Les travaux pratiques, de même qu'à Paris, sont obligatoires pour tous les élèves de quatrième année. Or ces travaux pratiques si nécessaires à la formation de tous médecins légistes n'ont été ébauchés à Paris qu'en 1834 et cela pendant deux ans seulement; travaux pratiques disparurent avec leur promoteur, M. Duvergie. Ils n'ont été repris qu'en 1880, époque à laquelle M. Brouardel succéda à Tardieu dans la chaire de médecine légale. M. Brouardel a commencé d'abord par transformer la petite salle d'autopsie de la Morgue en un petit amphithéâtre, ayant la forme d'un fer à cheval, formé par trois ou quatre zones assez serrées, dans lesquelles les élèves se tiennent debout, accoudés à une rampe en bois. La table occupe un petit emplacement ovalaire, bien éclairé, et qui n'est distant de l'élève le plus éloigné que de 1 m. 50.

C'est dans cet amphithéâtre qu'ont lieu les leçons les plus importantes du Maître.

Pendant tout l'année les élèves de quatrième année de médecine sont tenus à suivre les cours pratiques de la Morgue. Tous les mercredis, M. Brouardel consacre une ou deux heures à l'examen médico-légal d'un cadavre en expertise. Il faut avoir assisté à ce cours pour être pénétré de la grande importance que peut avoir un cours pratique. On y apprend à vaincre non-seulement les grandes difficultés techniques inhérentes à toute autopsie minutieuse, mais aussi les obstacles que les fausses interprétations de la partie intéressée élèvent contre le médecin-légiste. MM. Descouts, Vibert, Ogier, Richardière, Soquet, toute une phalange de jeunes travailleurs entourent le Maître, le remplacent les autres jours de la semaine. Toutes les autopsies qui se font à la Morgue ont pendant un certain temps les élèves pour témoins. C'est encore devant les élèves que se font tous les examens microscopiques qui suivent naturellement une autopsie complète ; liquide de l'organisme, sang, mucus de diverses cavités, contenu de l'estomac, ou examen des viscères à l'état frais. C'est une sorte de clinique mortuaire, qu'on nous passe le terme, tout aussi indispensable à la compréhension du cours théorique, si bien fait d'ailleurs par M. Brouardel, que ne l'est le lit du malade à la parfaite éducation du débutant en médecine. Ce n'est que là que les étudiants sont à même d'apprécier les petits détails avec lesquels on est aux prises dans la pratique journalière, et qu'on négligerait si volontiers, si la sollicitude des Maîtres n'était pas là pour donner l'éveil. Or il faut bien le dire, un cours théorique de médecine légale, quel que soit son mérite d'ailleurs, est et reste frappé de stérilité s'il n'est pas complété par l'enseignement pratique à outrance. C'est en initiant les élèves aux diverses phases d'une expertise médico-légale, en leur détaillant avec une minutie dont l'excès ne sera jamais à craindre, en résolvant sous le contrôle de leur vue et de leur toucher les questions si variées et si imprévues, soulevées par les faits du ressort des tribunaux, que le professeur de médecine légale remplira un rôle vraiment utile.

M. Brouardel a tellement été frappé de cette grande vérité pratique, qu'il n'a pas hésité de sacrifier l'enseignement théorique à l'enseignement pratique. A l'amphithéâtre de l'école, les questions doctrinales n'occupent le professeur que deux fois par semaine ; et là encore la pratique prime presque toujours le reste de la science médico-judiciaire.

Les élèves ont en outre des laboratoires spéciaux de médecine légale, pourvus d'un personnel suffisant et instruit.

C'est ainsi qu'à la tête du laboratoire de Toxicologie se trouve notre maître et ami M. le Dr Ogier ; les experts pourraient à la rigueur pousser jusque dans ses dernières limites la solution d'un problème scientifique nouveau posé inopinément par une expertise judiciaire. Enfin l'enseignement clinique s'étend à Paris jusqu'à des spécialités d'une importance capitale pour le médecin légiste, telles que les maladies nerveuses, les maladies mentales, les maladies vénériennes.

L'accouplement suranné de deux chaires, qui existe encore chez nous, a complétement disparu des facultés françaises. Chez nous, comme dans quelques petites écoles de France, telle que celle de Nantes, de Marseille, la chaire de médecine légale comporte aussi celle de l'hygiène, en France, des maladies mentales, chez nous. Sous le poids de ces deux sciences la bonne volonté du professeur, quelque intense qu'elle soit, ne tarde pas à fléchir ; il fait forcément sans s'en douter peut-être, une élection, un choix. Si c'est la médecine légale qui le captive c'est la clinique des maladies mentales qui en pâtie, et réciproquement. M. Coutagne voit lui aussi d'un très mauvais œil le cumul de deux chaires. L'hygiène et la médecine légale forment deux branches scientifiques dont les progrès accusent de jour en jour la divergence du but et des moyens d'étude. Cet accouplement implique d'ailleurs un programme de cours trop étendu pour n'être pas limité à des généralités d'une utilité restreinte.

En France avec l'organisation universitaire actuelle l'enseignement de la médecine légale n'a qu'une sanction insuffisante dans le quatrième examen de doctorat. Or cet examen, qui dure en moyenne quinze minutes, ne prouve absolument rien. M. Coutagne repousse, pour des raisons que nous n'avons pas à examiner ici, la création d'un diplôme spécial pour la médecine légale; pour cet auteur le diplôme de doctorat dont l'État a confié la collation à l'Université ne doit pas seulement viser l'aptitude à la médecine privée ; tout docteur en médecine d'une Faculté française devrait, en quittant les bancs de l'école, être en état de répondre avec une compétence suffisante aux réquisitions ordinaires des autorités en matière de médecine publique. Si les programmes de certains examens étaient dirigés plus exclusivement vers ce but, les élèves seraient mieux pénétrés de l'idée que leur assuidité au laboratoire de médecine légale est aussi indispensable que leur présence aux cliniques et s'habitueraient d'avance à regarder l'exercice de la médecine judiciaire comme un côté éventuel, mais tôt ou tard inévitable et presque toujours difficile, de leur carrière.

Il est certain que les résultats de cette réforme seraient très heureux. Nous l'examinerons donc amplement dans une autre partie de notre travail.

En somme l'enseignement de la médecine légale en France est, à quelques points près, fort recommandable ; mais ce que nous ne saurions admettre, c'est l'insuffisance notoire de l'épreuve finale. Rédiger un rapport sur un cas fictif, donné par des gens, fort distingués d'ailleurs, mais ne sachant la plupart du temps que très peu de médecine légale, est une épreuve qui touche à l'absurde.

Chez nous, en Roumanie, où presque tout est à faire, on pourrait facilement remédier à cet inconvénient. Il suffira pour cela de modifier légèrement les conditions actuelles de l'examen de médecine légale. Nous y reviendrons d'ailleurs.

II

Enseignement médico-légal en Allemagne. Insuffisance notoire de cet enseignement. L'étudiant allemand se détache de la médecine légale. Organisation du corps de médecins d'État. Le kreisphysicus. Mode de recrutement.

Si en France, les réformes réalisées par notre Maître Brouardel, ont pour but d'assurer l'instruction des élèves pour former des experts, en Allemagne, il n'en est plus de même, et les réformes suivent une voie diamétralement opposée. Les établissements appropriés à la médecine légale, et nous empruntons ces détails à M. Brouardel lui-même, englobés dans les Universités, ne se sont pas développés, parce qu'ils sont confondus avec ceux qui sont consacrés à l'*anatomie pathologique*, et ce n'est que depuis quelques années qu'ils commencent à s'affranchir de cette tutelle. Cependant, au dire de notre ami Paul Loye, dans une relation de voyage fait en Allemagne, l'organisation des Universités allemandes, à tant d'égards si parfaite et si complète, se trouve par contre dans un état d'infériorité manifeste en ce qui concerne l'enseignement de la médecine légale. Au dire de Loye, l'Allemagne ne peut, à ce point de vue, supporter la comparaison avec la France ou avec l'Autriche-Hongrie.

Dans les facultés allemandes, la médecine légale joue d'ailleurs un rôle absolument subalterne. Le professeur de médecine légale n'a jamais le titre de professeur ordinaire, c'est-à-dire de professeur titulaire. Il est et reste professeur extraordinaire, ce qui correspond à peu près à un professeur agrégé français, chargé de cours.

Voici comment notre ami Loye, auquel nous sommes redevables de ces données intéressantes, décrit la situation de la médecine légale en Allemagne. Çette science représentée par un subalterne au point de vue hiérarchique, est déjà considérée comme de second ordre, comme quelque chose de superflu et d'accessoire. Tenu en dehors de l'Assemblée académique, le professeur de médecine légale ne peut saisir l'occasion de réclamer en faveur de son enseignement il ne peut faire entendre ses doléances, et il n'a pas qualité pour signaler les réformes utiles. Son traitement est, lui aussi, d'ordre inférieur. Par conséquent, abaissement de la situation universitaire, dépréciation des études, inégalité budgétaire, voilà quels sont les lots d'un professeur de médecine légale dans une Université allemande.

Dans un pays où tout est hiérarchisé à outrance, cette infériorité se traduit dans tous les rapports sociaux : aussi le professeur de médecine légale est-il partout relégué au second plan.

Au point de vue pratique ce cours n'a aucune importance. Les élèves n'ont pas d'examen spécial à subir. L'enseignement de la médecine légale est un enseignement platonique, qui manquant de la consécration que seuls les examens sauraient donner, manque totalement d'auditeurs. L'étudiant allemand, pratique avant tout, n'a cure de s'embarrasser d'une science, pour laquelle il n'est jamais interrogé. Au fait la bière embarrasse moins et amuse plus que les rapports médico-judiciaires, dont ils ne seront d'ailleurs jamais importunés. Ils suivent, d'ailleurs avec beaucoup d'assiduité les cours de botanique et de zoologie pour lesquels il y a un examen final. Il est indispensable qu'un étudiant qui se destine à la clientèle, apprenne la botanique. N'aura-t-il pas, comme le dit fort spirituellement Loye, à distinguer tous les jours une pêche d'un abricot ?

L'administration judiciaire a cependant besoin de médecins légistes. L'administration communale a cependant besoin de médecins hygiénistes. Comment font-elles alors, puisque les étudiants en médecine à la fin de leurs études n'ont pas la moindre notion de la médecine légale ? Bons pour le public, ces médecins sont insuffisants pour elles. On a alors organisé un corps de médecins spéciaux, de médecins fonctionnaires, lesquels ont à s'occuper de la médecine d'État, c'est-à-dire des questions d'hygiène publique et de médecine légale. En Prusse, ces médecins portent le nom de Kreisphysicus, en Bade celui de Bezirksarzt, Kreisarzt, etc. Ils passent pour être nommés, devant une commission ministérielle, un examen particulier qu'on appelle le physicats-examen.

D'après Loye les choses se passeraient de la manière suivante en Bavière, prise comme exemple.

L'examen a lieu une fois chaque année à Munich, au mois de juillet généralement. Il est présidé par l'Obermedicinalrath, c'est-à-dire par le haut fonctionnaire qui dirige les affaires médicales au ministère de l'intérieur. Les membres du jury sont les professeurs d'hygiène et de psychcatrie de l'Université, le privat-docent qui enseigne actuellement la médecine légale, et un Medicinalrath délégué par le ministère. L'Université n'a rien à voir dans la constitution du jury, les candidats n'ont affaire qu'à la commission ministérielle.

Ces candidats sont tous docteurs en médecine; de plus ils doivent avoir fait de la clientèle pendant deux années au moins. L'examen ne peut donc se passer au sortir de l'Université. Six mois avant cet examen, le candidat reçoit deux sujets à traiter, l'un sur l'hygiène, l'autre sur la médecine légale. Il développe chacune de ces thèses dans un mémoire plus ou moins volumineux qu'il adresse au président du jury. Si les mémoires sont acceptés, le candidat est alors convoqué, pour venir passer à Munich les épreuves pratiques et les épreuves orales. Ces épreuves portent sur l'hygiène, la médecine légale, la psychcatrie et la police médicale. En ce qu concerne la médecine légale, en particulier, le candidat doit faire une autopsie et en dicter les protocoles; en outre il a à examiner une plaie ou une blessure, et à rediger un rapport sur le cas qui lui est soumis.

Les médecins qui ont subi le physicats-examen sont aptes à être nommés Amtlichalrzte, c'est-à-dire médecins fonctionnaires.

En Bavière où l'organisation est la plus parfaite de toute l'Allemagne, ces Amtlichalrzte sont de deux catégories : les uns sont des Landes gerichtsalrzte, les autres des Bezirksalrzte. Les premiers sont des médecins légistes et n'ont de rapport qu'avec le ministère de la Justice; les autres sont des médecins d'administration s'occupant surtout de l'hygiène publique et relevant du ministère de l'Intérieur.

Il y a donc en Bavière une séparation complète entre ces deux ordres de fonctionnaires; le médecin légiste ne fait que de la médecine légale. C'est encore la même disposition qui existe en Saxe. Mais dans les autres pays allemands, les deux fonctions sont réunies : ainsi en Prusse, le Kreisphysicus est tout à la fois médecin légiste et médecin d'administration.

III

Supériorité de la France sur l'Allemagne. Enseignement de la médecine légale en Roumanie. Insuffisance de nos études. Une réforme urgente s'impose. État actuel de l'enseignement médico-légal à Bucarest. Le professeur de médecine légale fait en même temps la clinique des maladies mentales. Dangers de cette surcharge de travail. L'enseignement essentiellement théorique est un enseignement stérile. Nécessité chez nous d'un laboratoire de médecine légale et de toxicologie.

En France, l'étudiant qui a sérieusement suivi les cours pratiques de la Morgue, peut à la rigueur et à la longue faire un médecin légiste passable, voir même excellent, pour peu que ses aptitudes personnelles s'y prêtent. En Allemagne, l'étudiant ignore absolument les principes les plus élémentaires de la médecine légale ; en revanche ce pays, pratique par excellence, a un corps de médecins légistes qui présentent toutes les garanties voulues. Son recrutement est spécial et nous ne croyons pas devoir y emprunter quelque chose.

En est-il de même chez nous ?

Si la question est précise, la réponse ne l'est pas moins.

Non, chez nous il n'y a pas d'étudiants, à quelques rares exceptions près, qui sachent, une fois docteur, faire un rapport médico-judiciaire de quelque nature qu'il soit. Tous les jours notre conseil médical supérieur, institution de salut dans ces cas, renvoie les actes médicaux, présentés en justice, pour être à nouveau examinés, conçus et rédigés.

A ce point de vue notre pays est arriéré. Il est douloureux de le dire et surtout de l'écrire, mais malgré les angoisses que cet état nous fait éprouver, nous ne croyons pas devoir sacrifier la vérité. Il est urgent d'y porter remède.

Les fautes du médecin légiste sont toujours irréparables ; qu'il fasse condamner un innocent, qu'il fasse acquitter un coupable, au point de vue scientifique les deux erreurs se valent. Au point de vue social la condamnation d'un innocent est chose terrifiante.

La réforme de l'enseignement de la médecine légale s'impose chez nous, comme un devoir social.

Actuellement la médecine légale est enseignée à Bucarest par un professeur, éminent il est vrai, mais qui en même temps est chargé de la clinique des maladies mentales. Or ces deux sciences se complétant l'une l'autre, ont des moyens et un but essentiellement différent. Le temps manque toujours pour faire ces deux cours complètement. Et d'ailleurs, comment pourrait-on encore soutenir cet étrange accouplement, lorsqu'on regarde ce qui se passe dans d'autres pays et en France notamment. Là plus de chaire unique. Le professeur de médecine légale ne fait que de la médecine légale et rien de plus. Ne pouvant tout faire personnellement il s'entoure d'un personnel dévoué et instruit, qui forme à proprement parler le côté pratique du médecin légiste ; plus encore, la chaire des maladies nerveuses a été scindée. Les maladies mentales ont leur maître de même que les affections cérébro-spinales,ont le leur. Cette division du travail a eu pour résultat un progrès tel, dans ces deux branches scientifiques, que les autres branches se sont vu contraintes à un travail excessif pour pouvoir marcher de paire.

Il est vrai que ce cours est admirablement fait par notre maître le professeur Soutzo ; il est vrai qu'il y dépense une énergie, une érudition, un talent, digne d'un meilleur sort ; mais il n'en est pas moins vrai que c'est du temps perdu, du travail gaspillé, car si le cumul est déjà pénible, écrasant, s'il surcharge de travail une intelligence d'élite comme celle du professeur actuel, que dirions-nous de l'isolement complet dans lequel le maître se trouve, de cette absence d'aide, de ce complément indispensable, qu'on appelle les travaux pratiques ? Malgré le charme et l'éloquence de M. Soutzo son enseignement est fatalement frappé de stérilité. La médecine légale est une science théorique et expérimentale à la fois. La théorie complète l'expérience, l'expérience démontre la théorie.

Ces deux parties ne peuvent pas exister séparément en tant que médecine légale. Toutes les fois que celle-ci se limitera aux moyens de l'expérience seule, ou de la théorie seule, elle sera frappée de déchéance : a notre faculté, l'enseignement de la médecine légale n'est que théorique ; il est en outre bien fait par le titulaire actuel ; et c'est précisément parce qu'il est bien fait que le danger est plus grand. Les étudiants à la sortie du cours, encore sous l'influence de la parole du maître, se croient à même de faire n'importe quelle expertise. Les difficultés de la pratique n'existent pas pour eux. Le plus grand danger est celui qu'on ignore ; heureux d'avoir entendu une discussion serrée de quelques cas typiques ils pensent que tous les autres cas se résolvent de la même manière ; ils s'endorment alors dans une fausse sécurité, et ils ne sont réveillés que trop tard le plus souvent, alors qu'il ne s'agit plus de faire de belles discussions, mais de sauver un innocent ou de venger une victime ; la chose ne leur paraît pas aisée. Ils hésitent, tâtonnent, cherchent, et leur enquête finie, leur rapport rédigé, ils n'ont certainement pas la conscience du devoir accompli. Le conseil médical supérieur se charge presque toujours de leur affliger l'humiliation d'un rapport renvoyé. Tout est à recommencer. Les mêmes fautes se reproduisent avec la même régularité. Nouveau renvoi, nouvelle enquête ; et si l'autorité supérieure n'intervenait pas, ce va-et-vient n'aurait pas de raison de finir. Le cercle vicieux serait complétement fermé.

Nous ne pensons pas que les choses puissent continuer ainsi. Il faut un remède radical, immédiament applicable.

Les causes du mal nous sont connues. Elles résident dans l'absence des laboratoires de médecine légale ; sous ce nom nous comprenons :

1° Laboratoire de toxicologie ;

2° Laboratoire de nécropsie et de recherches micrographiques.

Pour être un médecin légiste suffisant, dit notre Maître, le professeur Brouardel, il faut avoir des connaissances complètes en médecine, chirurgie et accouchements, *savoir faire une autopsie, reconnaître les lésions spontanées des lésions provoquées ; être exercé aux recherches microscopiques nécessaires* pour distinguer *les taches de sang, de sperme*, de méconium, etc. avoir étudié les symptômes, les lésions déterminées par les diverses intoxications. Si le chimiste est seul compétent pour décider la présence d'une substance toxique dans les viscères, le médecin seul peut établir qu'entre les symptômes, les lésions, les expériences physiologiques et les résultats fournis par le chimiste, il existe une concordance, ou une discordance, permettant d'affirmer qu'il y a ou qu'il n'y a pas d'intoxication.

L'instruction clinique pour la médecine, la chirurgie et l'accouchement est excellente chez nous. Cela se comprend aisément. A l'école le professeur a des auditeurs, à l'hôpital le médecin a des élèves. La clinique complète la pathologie.

La pathologie explique la clinique, et nos étudiants s'en trouvent très bien.

Or cette instruction clinique n'est nullement suffisante quand il s'agit de l'enseignement de la médecine légale. Celle-ci a un grand nombre de questions qui sont absolument spéciales ; telles sont par exemple pour ne citer que les plus importantes, la pendaison, la strangulation, la submersion, les attentats à la pudeur, le viol, les intoxications, etc.

IV

Urgence d'une morgue ou d'un établissement similaire. Importance de l'éducation technique. Les élèves ne savent manier, ni le microscope, ni le spectroscope, ni examiner une tache.

Du laboratoire de chimie légale nous ne dirons rien. Il existe et fonctionne admirablement à l'heure qu'il est grâce aux efforts incessants de notre Maître le Dr Bernard. Nous y reviendrons d'ailleurs ultérieurement.

Quant aux laboratoires de nécropsie et de recherches micrographiques, sa création s'impose. L'expert chez nous fait l'autopsie où il peut et comme il peut. Il lui manque souvent les instruments de première nécessité. Dans les grandes villes où les amphithéâtres des hôpitaux sont généralement bien outillés, la chose tout en étant difficile n'est cependant pas impossible. Il en est tout autrement dans les autres centres moins importants. Les autopsies sont faites, grâce au manque absolu d'un aménagement même primitif, d'une manière si défectueuse, que le plus souvent ses résultats sont *a priori* frappés de nullité.

Dans les hôpitaux les autopsies purement médicales n'apprennent rien à l'élève au point de vue judiciaire. On n'y cherche que l'explication de la maladie, pour laquelle le malade a été soigné, de contrôler le diagnostic en un mot. Sans insister sur les différences et les difficultés de l'autopsie médico-légale, on peut dire que peu de médecins, même les plus instruits, et c'est M. Brouardel qui parle, sont en état de distinguer toutes les lésions développées sous l'influence de la maladie, de celles qui auraient pu être provoquées par une intoxication. Chez nous, le choix de l'expert dépend plutôt des protections qu'il a, que des connaissances, qu'il n'a jamais eu l'occasion ou le loisir d'acquérir. Souvent le médecin, auquel la justice s'adresse, n'a jamais eu l'occasion de faire une autopsie avant celle qui lui est réclamée. Il en résulte toujours de cruelles erreurs. Le conseil médical supérieur est là pour le prouver.

Il faut donc que l'élève fasse des autopsies lui-même ; et pour cela une Morgue devient absolument nécessaire. A l'instar de ce qui se passe à Paris, on y organisera des conférences de médecine légale. Ces conférences porteront non-seulement sur les résultats anatomo-pathologiques des autopsies médico-légales, mais aussi sur l'examen des taches de sang, de sperme, de méconium d'enduit sétacé, de poils de cheveux, etc. La détermination de ces taches demande une éducation technique spéciale que l'on n'acquiert qu'*en s'exerçant soi-même* dans un laboratoire, sous la direction d'une personne expérimentée, au maniement du *microscope* et du *spectroscope. Nous ne croyons pas qu'un expert quelconque se soit déjà servi chez nous de ce dernier instrument, si précieux pour l'examen du sang en ce qui concerne le sang des individus intoxiqués par l'oxyde de carbone.*

L'ignorance des procédés propres à déceler la nature d'une tache cause souvent des méprises fort graves. A cet égard notre Maître le professeur Brouardel raconte un fait très suggestif. Il s'agit d'un sieur Jean accusé d'avoir tué une vieille femme (Cour d'Assises de Versailles, 22 janvier 1881). Les médecins experts affirment dans leur rapport que sur sa blouse se trouvent des taches de sang humain. L'avocat de l'accusé discute ces conclusions et parvient à faire remettre l'affaire pour qu'une contre-expertise soit pratiquée. La Cour commet MM. L'Hôte, Bergeron et Brouardel ; ces prétendues taches de sang étaient formées par des spores de champignon. Il n'y avait pas de sang. L'accusé fut acquitté (Cour d'Assises de Versailles, 12 avril 1881).

Si la cour s'était contentée de la première expertise, l'accusé aurait été bien et bel condamné. Cependant le fait de porter une trop vieille blouse, sur laquelle les champignons ont eu tout loisir de pousser, ne constitue pas, à nos yeux du moins, un crime d'une haute gravité. La méprise aurait été grave et toujours irrépérable. Combien des gens ont été condamnés chez nous pour avoir eu des blouses trop moisies ? Nous ne saurions le dire ; mais il est certain, vue l'absence absolue de l'enseignement pratique dans notre pays, que les blouses pourries prises pour des blouses tachées de sang ont dû être et sont encore fort nombreuses.

Nous n'avons jusqu'à présent qu'une seule institution qui fonctionne bien. Nous voulons parler du laboratoire de chimie légale, confié à la science et aux grandes aptitudes de notre cher maître le Dr Bernard. Cependant ici encore il y a une lacune. Il n'y a pas de conférences pratiques de toxicologies, auxquelles les élèves soient admis. Dans les expertises relatives à des intoxications, le médecin intervient pour apprécier la valeur des symptômer observés pendant la vie, pour pratiquer l'examen microscopique des viscères *pour instituer des expériences physiologiques destinées à montrer que l'extrait retiré par le chimiste, des viscères de la victime, a, sur les animaux,* les propriétés toxiques propres à la substance dont le chimiste a déterminé de son côté la nature par des recherches spéciales. *Or il n'existe chez nous aucun laboratoire d'anatomie pathologique où l'élève puisse voir et étudier les altérations nées de la putréfaction, leur influence sur les transformations des lésions spontanées ou provoquées. Nos élèves ignorent absolument les conditions dans lesquelles doit être établie une expérience, pour que ces résultats ne soit pas erronés ou troublés par des erreurs d'interprétation.*

Certes le rôle du chimiste est important, mais il n'a pas l'importance que des personnes étrangères à la médecine légale lui accordent généralement. Elles pensent, en effet, que, dans les affaires d'intoxication, le rôle principal est celui du chimiste, qui souvent fournit la preuve déterminante, mais il ne faut pas oublier, et c'est M. Brouardel,qui parle que, surtout dans les intoxications par les alcaloïdes récemment entré dans le domaine public, le rôle principal revient au médecin, qui doit pouvoir dire, la dose de poison suffisant pour tuer un homme, le temps qu'il faut au poison pour s'éliminer du corps humain, et, quand on suit les débats qui se déroulent devant la Cour d'assises, on reconnaît bien vite que c'est le médecin expert qui porte presque toujours le poids des discussions.

En résumant cette discussion déjà trop longue, nous dirons que chez nous, en dehors du brillant enseignement théorique du professeur Soutzo, la médecine légale, en tant que moyens d'instruction n'existe pas. Un tel état de choses ne saurait durer plus longtemps, nous en avons pour garants la poussée vers une organisation plus parfaite de notre faculté de médecine, et la personnalité même du ministre de l'instruction publique ; voilà pourquoi nous nous permettons de proposer à tous ceux qui s'intéressent aux grands problèmes sociaux en réformes, ou mieux les créations suivantes.

V

Organisation que nous proposons. Cours théorique. Cours pratique. Toxicologie. Micrographie. Le ministère de la justice y est tout aussi intéressé que le ministère de l'instruction publique et la ville de Bucarest. Utilité d'une morgue. Absence complète de locaux et instruments pour faire une autopsie. Les étudiants en médecine seront tour à tour greffier de l'expert. Chez nous il n'y a pas de statistique médico-légale ou criminelle. Avantages de nos réformes. Intérêt des villes.

A. Cours théorique. Nous ne nous permettrons jamais de donner des conseils à un vétéran de la science, comme l'est notre éminent Maître le professeur Soutzo. Son cours est bien fait et même très bien fait; mais comme nous ne pouvons pas tronquer *le tout* que nous voulons présenter, nous demandons pardon à M. Soutzo de l'indiscrète excursion que nous nous permettons dans son domaine.

L'enseignement théorique de la médecine légale doit être essentiellement didactique. Il n'occupera qu'une partie de l'année, le semestre d'été, par exemple, comme cela se passe en France et notamment à Paris, et ne se fera que trois fois par semaine. Ce cours est indispensable pour les questions générales, l'historique des faits particuliers, les classifications, la législation et les législations comparées. M. Morache, qui s'est occupé avec beaucoup de talent de cette réforme de la médecine légale, veut que le cours soit accompagné de la présentation du plus grand nombre de pièces possible : dessins ou photographies d'une rigoureuse exactitude, schémas dans quelques cas, collection d'anatomie, pièces sèches conservées dans l'alcool, ou récemment préparées, portion de squelette, etc. C'est au cours encore que le professeur pourra, si les circonstances le lui permettent, rendre compte à ses élèves de telle expertise dont il a été chargé, lorsque la justice a prononcé son arrêt sur la cause et que les débats ont été publiques. C'est également au cours, qu'il donnera à ses auditeurs les sujets de rapports à traiter, soit en leur indiquant la marche à suivre, soit en laissant tout à leur initiative.

B. Laboratoire de toxicologie et de micrographie. Ce laboratoire nous l'avons. Il est, nous pouvons le dire avec orgueil, le seul du monde qui remplisse toutes les conditions rigoureuses qu'on est en droit d'imposer à une institution de cette nature. Un directeur, le Dr Bernard, et trois experts veillent au bon fonctionnement du laboratoire et ils y réussissent admirablement.

Ce laboratoire est sous la haute dépendance du ministère de la Justice. C'est par son canal que les pièces à examiner arrivent au laboratoire de toutes les villes de Roumanie. Les pièces examinées, le directeur du laboratoire dresse un rapport qu'il transmet au ministère de la Justice. Celui-ci l'envoie au Conseil Médical supérieur qui confirme ou infirme le rapport en le renvoyant au

1. Le professeur de médecine légale de la Faculté de Bucarest n'est pas expert près les tribunaux ; c'est là un fait absurde à tous les points de vue.

même ministère, et si besoin il y a, une contre expertise et souvent ordonnée.

Quelque utile qu'il soit, ce laboratoire ne sert en aucune façon à l'enseignement de la médecine légale. Il aide les experts, mais il ne les forme pas. Ce laboratoire est cependant admirablement outillé pour l'enseignement. Il serait très facile, en augmentant le nombre du personnel, d'y organiser des conférences et des exercices pratiques. Les élèves seraient admis par série aux exercices pratiques. Ils assisteraient tous aux conférences et manipulations faites par le directeur et les aides experts.

Il suffirait pour cela d'une bonne entente entre le ministère de l'Instruction publique, qui supporterait une partie des frais surnuméraires déterminés par cette organisation, et le ministère de la justice, qui s'assurerait ainsi un parfait recrutement d'expert de petits centres comme il en existe par exemple en France.

Ce n'est que dans ce milieu que les jeunes docteurs et les élèves pourront se familiariser et entreprendre par eux-mêmes toutes les investigations qui composent les expertises : recherches histologiques sur les tissus normaux et pathologiques dans leurs applications médico-légales, examen des taches produites par les liquides ou excrétions normales et pathologiques chez l'homme et chez les animaux, compositions des matières vestimentaires, et analyse des matières alimentaires au point de vue de la sophistication.

L'étude des différents poisons y sera en outre rigoureusement faite. Les élèves seront initiés aux études pratiques et aux manipulations des nombreux agents toxiques, des alcaloïdes végétaux et cadavériques, qui rendent les expertises si pénibles, et que le crime utilise de préférence.

A ce laboratoire sera annexé, un petit laboratoire expérimental, où les élèves pourront voir et reproduire sur des animaux, les lésions qu'entraînent les différents genres de mort naturelle : violente, par suffocation, par asphyxie, par l'action des poisons. Ils étudieront et verront ainsi non seulement le mode symptomatique d'action de ces poisons sur l'organisme vivant, mais encore les lésions qu'ils déterminent dans les tissus, les traces de leur passage, souvent très variables suivant la dose de l'agent, suivant la durée de son action, suivant le temps qui s'est écoulé depuis la mort.

Le laboratoire ainsi organisé ne fait nullement double emploi avec d'autres laboratoires ; et cela parce qu'il doit être le centre naturel où convergent toutes les recherches expérimentales que comportent les expertises médico-légales ; si l'état du budget le permet on pourra en créer un second dans un centre important pourvu d'une école de médecine. Nous voulons parler de Jassy. C'est ainsi que la justice ne saurait trouver nulle part ailleurs de plus complètes conditions de sécurité, une pareille richesse instrumentale, un plus vif désir de la servir ou plutôt d'être son auxiliaire pour la recherche de la vérité.

C. Enseignement par le cadavre. Utilité d'une Morgue.

En Allemagne, en Autriche, en France, les autopsies médico-légales se font publiquement devant les médecins et les étudiants en médecine. A Berlin, lorsque le délégué de la justice qui assiste toujours à l'autopsie, croit qu'il y a intérêt à ce que les résultats de l'investigation anatomique reste secrets, il fait prêter serment aux élèves présents. A Vienne, dit M. Brouardel, la justice s'est réservé le droit de mettre son veto à la publicité de l'autopsie, mais le professeur Hoffmann déclare que la justice n'a pas encore cru devoir user une seule fois de son droit de veto.

Il faut que cela soit ainsi chez nous ; il n'est pas nécessaire d'insister pour que l'on comprenne combien il est utile à l'instruction des élèves et même des experts de pratiquer l'examen anatomique de tous les sujets.

A la Morgue de Paris, les différents experts font chaque année plus de 200 autopsies médico-légales. Ce riche matériel est dû à la concentration de tous les cadavres, morts par accidents, par suicide, assassinat, etc.

Chez nous, rien de pareil. L'expert-commis fait son autopsie dans un amphithéâtre d'hôpital quelconque. Il lui manque tout, même l'indispensable, pour mener à bonne fin l'œuvre importante que la justice lui a confiée. En outre, l'expert ne recueille pas de notes. Taylor et plus récemment M. Brouardel, ont insisté sur l'absolue nécessité pour l'expert de recueillir des notes au moment même de l'autopsie, ou plus exactement d'en faire prendre sous sa dictée, vu l'impossibilité où il se trouve d'interrompre à chaque instant ses opérations matérielles, et de se rappeler après un examen cadavérique, souvent long et compliqué, les constatations faites en premier lieu ; la justice devrait être tenue de mettre à sa disposition un secrétaire, comme cela se pratique en Allemagne et en Autriche. La précision des constatations serait encore mieux assurée si le Ministère de la justice prescrivait des règlements destinés à guider l'expert dans la marche de ses opérations, ainsi que le ministre prussien Falk l'a fait pour les autopsies dans une instruction, inspirée surtout par Virchow.

Un des élèves, croyons-nous, tiendrait très bien la place du greffier. Plus au courant des termes scientifiques que celui-ci, il pourra être d'une réelle utilité à l'expert et à la justice. Cela lui forcera l'attention, lui apprendra les difficultés pratiques des autopsies et des rapports qu'on rédige avec celles-ci, cela le contraindra surtout à se conformer à un des plus grands devoirs du médecin légiste et autre, celui de la discrétion absolue.

Toutes ces réformes que nous avons soulevées incidemment, ne peuvent être réalisées d'une manière efficace et pour la justice et pour les élèves sans la création d'une Morgue. A Bucarest, celle-ci s'impose de plus en plus.

Plus tard nous demanderons peut-être l'établissement,dans chaque centre de quelque importance, de maisons mortuaires. Outre l'avantage que ces maisons présentent pour les familles pauvres qui ne peuvent pas garder leurs morts chez elles, elles contribuent pour beaucoup à donner la certitude de la mort. Enfin, nous n'insistons pas, nous réservant le droit d'y revenir plus amplement.

La Morgue, telle que nous la comprenons, est, à l'heure qu'il est, indispensable à tous les points de vue. Elle sert tout d'abord à la tenue exacte des registres de l'état civil, aux recherches, si difficiles quelquefois, de la justice, et la médecine légale, y trouve un champ d'étude et d'enseignement qui ne supporte aucune comparaison.

Les médecins experts, chargés en même temps des travaux pratiques de médecine légale, y pratiquent les autopsies et y font toutes recherches pour arriver à la connaissance de la vérité.

Les Morgues sont des établissements tout à fait français. M. Lacassagne insiste avec raison sur ce point. Les Allemands n'ont pas encore de Morgues et les Anglais n'en possèdent que depuis une dizaine d'années environ.

En Allemagne, en Autriche, chez nous en Roumanie, la justice emprunte les locaux des universités, et les autopsies se font dans les amphithéâtres des hôpitaux ou des instituts anatomiques. Cette façon de procéder, présente des graves inconvénients; certaines opérations peuvent échapper au contrôle direct de l'administration de la justice, ce qui est absolument contraire à la véritable pratique de la médecine légale. Aussi les médecins légistes des pays que nous venons de citer, reconnaissant parfaitement la justesse de cette observation, ont-ils présenté à leurs gouvernements respectifs, des projets à peu près réalisés, où ils demandent l'institution des Morgues.

Les Morgues ont encore d'autres avantages. Elles permettent de rassembler les crimes commis et de publier ainsi des statistiques d'une très grande utilité. A Paris, tous les dix ans, il est publié, par les soins du médecin-inspecteur de la Morgue,une statistique de cet établissement. On se rend ainsi compte de ce qui s'est fait, et l'on peut courir ainsi au plus pressé. Il est toujours intéressant et utile de connaître pendant un certain laps de temps le nombre des avortements, des infanticides, des suicides, des submersions, des accidents, des morts subites, des homicides constatés; on aurait dans ce tableau des indications précieuses sur la fréquence et la cause des accidents dans la ville, sur la marche et

3

les formes de la criminalité. Ce sont là des précieux documents, fertiles en applications pratiques.

Chez nous il n'existe rien de tout cela. Le jurisconsulte qui voudrait réformer quelques dispositions de notre Code pénal, le sociologiste, qui voudrait trouver quelques éléments nécessaires à la solution des grands problèmes sociaux qui se posent de plus en plus chez nous, n'aurait devant lui que le néant avec le vertige que donne une profonde obscurité.

Le suicide a pris dans tous les pays du monde, chez nous comme partout ailleurs, des proportions effrayantes. Quoi de plus intéressant et de plus pratiquement utile, que d'étudier les causes, les modalités, la répartition de sexe et de classes sociales de tous ces suicidés?

Chez nous l'absence totale des premiers éléments même, arrêterait immédiatement le travailleur acharné qui s'égarerait dans ce désert.

La municipalité elle-même y trouvera tous ces avantages; et si elle voulait réunir ses efforts à ceux du ministère de la Justice et du ministère de l'Instruction publique, la réalisation d'une Morgue à Bucarest serait une affaire de quelques mois.

Quant à ces deux derniers représentants du pouvoir publique et de la sécurité sociale et morale de notre pays, les bénéfices qu'ils en retireraient, seraient énormes; car à Bucarest la Morgue municipale doit être une Morgue d'enseignement.

L'enseignement général de la médecine ne se compose pas seulement de cours théoriques, il y a surtout, et ce sont les plus essentiels, les cours pratiques d'enseignement clinique, c'est-à-dire au lit du malade et dans les hôpitaux. Qui voudrait se confier au médecin, même le plus érudit, s'il était certain que ce médecin n'a jamais vu des malades ?

Il en est de même de la médecine légale ; il ne suffit pas de montrer le but qui est tout à fait en dehors de la médecine, il faut encore faire voir les procédés employés et la marche à suivre qui constituent une façon de faire toute spéciale.

Croit-on que la société et la justice ont beaucoup de sécurité lorsqu'un magistrat fait appel à un docteur en médecine dans une affaire criminelle, si cet expert n'*a jamais vu* pratiquer d'autopsies médico-légales ? Que d'erreurs involontaires, mais irréparables, si ce médecin ne fait connaissance avec les difficultés de l'expertise que lorsqu'il est expert lui-même !

Il faut donc que les élèves déjà avancés dans leurs études soient admis à suivre et à faire des autopsies médico-légales. La science et la société en profiteront.

Certainement tous les cas ne peuvent être livrés à une expertise publique, et les magistrats, fidèles exécuteurs de la loi, sauront bien toujours quels crimes ou quels délits nécessitent une instruction plus secrète. Mais, sauf quelques cas exceptionnels, n'y aurait-il pas un progrès réel de la part de l'accusation à rendre, plus évidentes les preuves qu'elle accumule ? A l'hôpital, a dit le professeur Lasègue, les élèves sont les sauves-garde du malade. Pour instruire l'élève, qui le regarde de très près, le chef le plus occupé est contraint d'examiner ses malades avec une attention et une minutie toujours la même.

A la Morgue il en sera ainsi. Les magistrats, la défense, pourront avoir une bien plus grande confiance dans les examens faits devant tous, exposés au contrôle des confrères expérimentés, que ces recherches intéressent et aux objections des élèves qui donnent souvent lieu à des discussions approfondies.

Les étudiants en droit eux-mêmes, ceux qui à la fin de leur scolarité se destinent à la magistrature ou au barreau ne tireraient-ils pas quelque bénéfice d'un pareil enseignement ?

VI

Description d'une Morgue. Projet de construction pour la Ville de Bucarest.

Nous croyons avoir suffisamment démontré la grande importance que la création d'une Morgue présente chez nous ; au risque même de passer pour un naïf, nous croyons, que chez nous la question de la Morgue est une question de salut publique.

Aussi ne continuerons-nous pas; nous allons entrer dans les détails plus pratiques, dans l'aménagement intérieur et l'installation d'une morgue.

L'emplacement étant fixé, la morgue sera composée comme il suit. Nous empruntons ce dispositif à un remarquable travail de M. le Professeur Lacassagne. Il répond, croyons-nous, à tous les besoins.

a. La morgue doit contenir au moins une salle d'exposition, une salle d'autopsie, une salle de morts, qui peut être dans le sous-sol, un magasin pour le linge et vêtements, un lavoir sous hangar couvert, un cabinet pour le greffe, une salle de veille pour le gardien de service.

b. La salle d'exposition est au centre. Elle s'ouvre directement sur la rue, et comme à Paris, l'entrée de la Morgue peut être disposée de telle façon que les passants ne voient pas ce qui se passent à l'intérieur, bien que la porte reste ouverte.

La salle d'exposition est carrée ; aux quatre angles des tuyaux d'appel qui établissent une ventilation convenable au moyen de becs de gaz.

L'espace occupé par les corps est vitré en avant. Sur le vitrage des rideaux que l'on peut tirer à volonté. Il y a six tables de marbre sur deux rangs. Chaque table, légèrement inclinée vers l'extrémité inférieure, est à ce niveau percée d'un trou qui aboutit à un caniveau sous dalle allant à la Dambovitza.

Au-dessus des tables, et à une hauteur convenable, une tige de fer transversale servira à exposer les vêtements. Si l'on n'adopte pas le système de conservation de corps proposé plus loin, ces barres de fer transversales donneront appui aux tuyaux avec robinets en arrosoir, qui permettront, en été, de faire une irrigation continue sur le corps des noyés.

Les tables sont sur un ascenseur, qui permet, le soir, sans avoir à toucher le cadavre, de le descendre dans le sous-sol où se trouvent les glacières. La partie de la salle où les corps sont exposés, pourrait être vitrée de toutes parts. La ventilation de cet espace se ferait par appel d'air froid, ayant passé au-dessus des glacières, et s'infiltrant à travers le plancher où seraient ménagées des ouvertures. L'air appelé se rendrait ensuite en arrière dans une cheminée où il serait brûlé.

En arrière de la salle d'exposition serait un couloir assez large pour le service des vagonnets. L'emploi des brancards présente de graves inconvénients.

c. Dans la salle d'autopsie une ou deux tables suffisent.

La table d'autopsie doit être mobile autour de son axe principal et inclinable à volonté. Sa surface légèrement convexe facilite l'écoulement des liquides vers la périphérie creusée en rigole. Il est facile d'adapter à cette table, un système d'équerres mobiles le long d'une règle graduée, ce qui permet d'obtenir immédiatement la longueur du sujet ou d'une des parties du corps. Le poids du cadavre serait aussi donné par le système de bascule spéciale que nous voyons employer dans les gares du chemin de fer.

Au-dessus de chaque table des becs de gaz en nombre suffisant et des tubes en caoutchouc à robinets métalliques, donnant de l'eau sous une certaine pression, et permettant de diriger le jet dans différents sens.

La partie occupée par les élèves doit être séparée de l'opérateur et de ses aides par une balustrade à hauteur d'appui. D'ailleurs, la disposition en amphithéâtre permet de voir de tous les points de la salle ce qui se passe sur la table. Celle-ci est située en face d'une large fenêtre qui se continue avec le vitrage du toit de manière à donner autant de lumière que possible. Les auditeurs, au nombre maximum de 25 à 30 se trouvent sur les côtés. Aux quatre coins de la salle des tuyaux d'appel pour la ventilation.

A côté de la salle d'autopsie, un cabinet pour le magistrat instructeur, et pour le médecin.

d. En arrière de la salle d'exposition, une salle ou mieux un pavillon couvert où peut circuler une voiture attelée d'un cheval. C'est là que les corps sont apportés et descendus de la charrette, loin des regards du public : il y a un robinet avec douches d'eau en jet.

En cet endroit on peut installer le lavoir, un fourneau avec chaudière pour avoir de l'eau chaude en hiver.

e. Un magasin pour le linge et vêtements que l'on doit conserver au moins six mois.

f. Le sous-sol sert de salle de morts. Pour la conservation des cadavres, le meilleur appareil frigorifique est celui adopté pas la Morgue de Paris.

g. Nous insistons encore une fois sur la nécessité de régistres spéciaux qui permettent d'établir tous les dix ans une statistique. Celle-ci est surveillée et publiée par l'inspecteur de la Morgue, qui, à Paris, a toujours été un médecin. M. Brouardel a succédé à M. Devergie.

VII

Exercice de la médecine légale en Roumanie. Son état déplorable. Rôle de notre conseil médical supérieur. Opinion de Faustin-Hélie. Chez nous le tarif d'honoraire est ridicule et offensant pour le médecin. Urgence de la création de plusieurs médecins légistes à l'instar de Bucarest. Nécessité de suivre l'exemple de l'Allemagne. Proposition de M. Brouardel. Avec ou sans cette réforme il faut créer un enseignement médico-légal à Bucarest.

L'absence d'enseignement pratique de la médecine légale en Roumanie fait que chez nous on devient médecin-légiste par hasard.

Il faut des experts médico-légaux habiles, et les mesures que nous avons longuement exposées peuvent incontestablement faciliter leur éducation scientifique, absente jusqu'à présent.

Chez nous tout médecin, par cela même qu'il a son diplôme, est médecin-légiste. Cette faculté de faire des expertises un peu à tort et à travers, est extrêmement nuisible. Cependant le mal est légèrement enrayé par le fait qu'au-dessus des experts ordinaires et comme contrôle, les rapports de ces experts sont toujours déférés à un conseil médical-supérieur siégeant à Bucarest, et composé d'un petit nombre de membres choisis parmi des praticiens éminents de nos hôpitaux et dans le corps enseignant de notre faculté de médecine. Si les rapports sont approuvés, le ministère de la justice les transmet à qui de droit. Or, cette improvisation de médecin légiste est repoussée par tous les auteurs qui se sont occupés de cette ardente question.

Faustin-Hélie, frappé des grands inconvénients que présentent ces experts malgré eux dans le sens moliéresque du mot, propose une solution contenue dans les lignes suivantes :

« Peut-être serait-ce une bonne et utile institution que celle qui attacherait un ou deux médecins à chaque tribunal, et en ferait des auxiliaires habituels de la justice. Ces hommes de l'art pourraient se préparer, par des études plus profondes, aux opérations de médecine légale, qui deviendraient pour eux une fonction ordinaire ; la police judiciaire y puiserait des instructions mieux faites, des procédures dirigées avec plus de certitude. D'un autre côté, liés à la justice par un traitement fixe, ils ne seraient plus froissés par les indemnités mesquines et réellement insuffisantes qui leur sont maintenant allouées, et seraient plus disposés à se prêter à tous les transports et prendre part à toutes les vérifications que le juge croit nécessaires. Il nous paraît qu'une telle mesure, pourvu qu'elle n'enlevât point à l'expert l'indépendance de ces avis, imprimerait aux opérations judiciaires une sûreté et une promptitude qu'elle n'ont pas actuellement. »

Ces mots sensés peuvent s'appliquer surtout à ce qu'il existe dans notre pays. Une expertise médico-légale est payée chez nous 5 francs ; c'est absolument dérisoire, et quelles que soient les réformes qu'on introduirait dans l'enseignement de la médecine légale, elles n'aboutiront pas pour la raison bien simple que si l'homme doit vivre de son travail, le travail doit être à son tour rénumérateur.

Encore si l'on touchait facilement l'indemnité accordée par la loi, le mal ne serait qu'un demi mal ; mais le plus souvent l'expert roumain n'est payé que lorsqu'il a rempli mille formalités ennuyeuses, qui exigent une perte de temps considérable. Rien d'étonnant que ce métier lui répugne, et qu'il ne se prépare nullement à remplir avec science les missions qui lui sont confiées. La médecine légale ainsi délaissée cause un préjudice énorme à la société si intéressée dans le bon fonctionnement de cette partie de la médecine. On a voulu remédier à ce mal, croyons-nous, en créant à Bucarest l'emploi de médecin légiste. *Or, pour près de trois cents mille habitants, il y a un seul médecin-légiste.* Accablé de travail, l'expert, dans ce cas, remplit tant bien que mal ces fonctions délicates. Il lui est d'ailleurs impossible de consacrer son temps, tout son temps, aux expertises qui le surchargent. Ne touchant que *trois cents* francs par mois, le médecin légiste officiel est forcé de chercher ailleurs le reste de son existence ; alors la clientèle l'accapare, la lutte pour l'existence devient pénible, et harassé, fatigué par des courses continuelles, par un travail cérébral sans relâche, il ne peut plus examiner des cas judiciaires avec le sang-froid, la lucidité d'esprit, l'intelligence entière, seules conditions qui font les bonnes expertises médicales.

L'administration doit donc veiller. Le mal est plus grand qu'on ne le croit, et une réforme urgente s'impose de plus en plus.

La création dans chaque ville importante d'un ou plusieurs médecins légistes, suivant l'importance de chaque centre, constituerait une excellente création.

Il faut les mettre au-dessus des besoins journaliers de la vie, il faut en général que l'autorité supérieure accorde une rénumération plus équitable de l'exercice si difficile et parfois compromettant pour la santé, de la profession de médecin-légiste.

Alors on ne verrait plus la pratique de cet art si noble et si absorbant, dans les mains d'un *seul* médecin, et la totalité des médecins nullement préparés à cette délicate besogne.

Nous avons vu plus haut qu'en Allemagne les affaires de médecine légale sont confiées à des médecins spéciaux, lesquels ont subi un examen particulier; mais comme l'enseignement de la médecine légale n'existe pour ainsi dire pas en Allemagne les candidats sont forcés de travailler comme ils peuvent, étant déjà docteur, et pendant les loisirs que leur laisse leur clientèle, les matières sur lesquelles ils seront interrogés; il n'a à attendre le secours d'aucun professeur. Chez nous, si nous sommes assez heureux de faire passer les réformes de l'enseignement que nous avons exposées dans la première partie de ce travail, cet inconvénient n'existera pas. Le candidat, préparé par ses études antérieures, pourra facilement se spécialiser dans la branche médico-légale. Il n'aura qu'à suivre assidûment le laboratoire et la Morgue, y travailler avec zèle, et l'examen qu'on constituera pour le recrutement du corps médical judiciaire sera facilement subi.

L'élan est donné. Le médecin légiste de Bucarest, M. Alexiano fait de son mieux dans les limites du possible. Ce serait faire œuvre de progrès réel que de créer à Bucarest et ailleurs, des médecins experts officiels pourvus d'un brevet spécial, brevet qu'on ne pourrait acquérir qu'après un stage fait aux siéges des Facultés de Bucarest ou Jassy, avec assiduité constatée dans les hôpitaux spéciaux, les asiles d'aliénés, les laboratoires de médecine légales.

De même qu'en Allemagne ces études spéciales seraient contrôlées par un examen particulier, indépendant du doctorat ordinaire, mais ne pouvant être subi que par des docteurs en médecine.

M. Brouardel propose dans ce sens un examen analogue à celui que nous exposons quelques lignes plus haut.

Pour le titre de médecin expert l'examen pourrait comprendre :

1° Une autopsie et rapport avec examen des taches ;

2° Une épreuve sur un aliéné avec rapport ;

3° Une épreuve orale sur les diverses branches de la médecine légale.

Chez nous le médecin commis pour faire une expertise n'a pas le droit de s'associer un aide éclairé qui puisse lui être d'une certaine utilité. Il ne peut prendre des notes : ses mains souillées par le contact des liquides cadavériques, ne le lui permettent pas ; d'autre part, fatigué physiquement, il pratique trop souvent des autopsies incomplètes.

Les recherches sont sommaires. Le plus souvent le médecin ne sait pas conserver les pièces pour examen ultérieur. C'est ainsi que tous les jours nous recevons au laboratoire des pièces pitoyablement conservées, ne pouvant plus servir, ou donnant des résultats absolument erronés. De plus, pressé par les nécessités impérieuses de la pratique journalière, le médecin, qui ne remplit *qu'accidentellement* le rôle d'expert, est souvent dans l'impossibilité matérielle de rédiger son rapport d'autopsie dans les vingt-quatre heures. Il ne fait cette rédaction que trois, quatre, huit jours plus tard, sans notes, d'après ses souvenirs. Tout contrôle ultérieur est impossible, et une autopsie mal faite ne se répare pas.

En Allemagne, dit M. Brouardel, une autopsie n'est jamais faite par le médecin seul. Il est assisté par un second médecin, et l'autopsie se fait en présence du magistrat. Le greffier écrit sous la dictée du médecin pendant l'autopsie tous les caractères des lésions à mesure qu'on les découvre. Ce procès-verbal doit fournir réponse à toutes les questions posées dans un réglement, que nous publions à la fin de notre travail. Pour chaque organe un certain nombre de caractères doivent être précisés; de cette façon l'autopsie est toujours complète.

Avec le conseil médical supérieur qui fonctionne si admirablement chez nous, et qui a la haute main sur les rapports des médecins experts, les expertises médico-légales, à moins de circonstances imprévues, seront toujours parfaites et consciencieuses.

Quand même on n'accepterait la création de médecin-expert diplomé, que nous proposons après MM. Brouardel, Morache et autres, les mesures que nous avons longuement exposées peuvent nous donner des experts médico-légaux habiles, instruits et rompus aux finesses du métier. On ne peut espérer voir tous les jeunes docteurs tourner leurs vues vers la pratique de la médecine légale, mais on peut exiger cependant qu'ils en possèdent au moins les principes ; si on leur donne les moyens, on pourra aussi se montrer beaucoup plus sévère aux examens probatoires, exiger des rapports complets et non ébauchés, accompagnés d'expertises ou d'opérations pratiques. Ils sauront, pour l'avoir fait ou vu faire, comment l'on manie un cadavre, comment on dirige une autopsie, comment enfin l'on entreprend des recherches d'histologie spéciale, d'expérimentation ou de toxicologie. Si pour ces dernières il leur est adjoint un chimiste, ils ne seront plus, comme cela a lieu souvent, simples spectateurs des opérations chimiques. Ils pourront les partager, les diriger, les contrôler et, de leur union scientifique avec l'expert toxicologue, sortiront de bons rapports, bien complets, sérieusement mûris, nettement formulés où la justice trouvera des éléments suffisants pour baser son opinion.

RÉGLEMENT

De la manière dont doivent procéder les médecins dans les examens judiciaires des cadavres humains (1).

I. — Dispositions générales.

Les médecins aptes à pratiquer les autopsies et leurs obligations. — D'après les lois existantes, l'examen d'un cadavre humain (obduction), ne peut être pratiqué que par deux médecins, le Physicus attaché à un tribunal et le chirurgien d'arrondissement. réunis et en présence du juge.

Ces médecins ont les devoirs d'experts judiciaires.

En cas de divergence sur l'exécution technique, c'est le phisicus ou son remplaçant qui décide; le deuxième médecin est autorisé à faire insérer son avis motivé au protocole (procès-verbal).

Suppléants. — Le Physicus et le second médecin ne sont admis à se faire remplacer qu'en cas d'empêchement reconnu par la loi. Autant que possible, le remplaçant devra être choisi parmi les médecins ayant subi les épreuves exigées pour le Physicat.

Temps. — Il ne peut être procédé à l'autopsie que vingt-quatre heures après le décès. L'examen extérieur (levée du cadavre), est permis avant ce délai.

1. *Extrait du rapport de M. Brouardel sur la réforme des expertises médico-égales.*

Cadavres en putréfaction. — Les médecins judiciaires, pour effectuer les recherches qui leur seront confiées, auront soin qu'il se trouve sur place et en bon état les instruments suivants :

4 à 6 scapels, 2 droits fins, 2 plus forts convexes,

1 rasoir,

2 couteaux à cartilages forts,

2 pinces,

2 crochets doubles,

2 ciseaux à fortes lames, dont l'une obtuse, l'autre pointue, et une paire plus faible ayant une lame boutonnée,

1 entérotome,

1 chalumeau avec embout mobile,

3 sondes, une forte et deux plus fines,

6 aiguilles courbes de diverses dimensions,

1 compas d'épaisseur,

1 mètre avec ses dimensions en centimètres et millimètres,

1 vase en verre gradué en cent. 50, 25 centimètres cubes,

1 balance avec divisions en poids jusqu'à 5 kil,

1 bonne loupe, du papier réactif bleu et rouge,

Les instruments auront un tranchant parfait.

On recommande en outre d'avoir un microscope à deux objectifs, d'au moins 400 grossissements ; ce qu'il faut pour des dissections plus délicates, des bocaux et des réactifs.

Local et éclairage. — Pour pratiquer l'autopsie, il faut choisir un local assez vaste et bien éclairé, se procurer un support convenable pour le cadavre, éloigner tout entourage gênant.

A l'exception de cas très rares ne permettant pas de retard, les autopsies ne seront jamais faites à la lumière artificielle : les motifs d'une semblable exception seront mentionnés au protocole.

Cadavres gelés. — Si le corps est gelé, il sera porté dans un local chauffé, et l'opération commencée quand il sera suffisamment dégelé. L'emploi d'eau chaude ou d'autre moyen pour hâter la dégélation est absolument interdite.

Transport des cadavres. — Dans les déplacements du corps, notamment pendant le transport, il convient d'éviter la compression d'une de ses parties et un changement considérable de la position horizontale des grandes cavités.

II. — Procédure relative a l'autopsie

A la levée du cadavre, les médecins ne perdront pas de vue l'objet judiciaire de l'autopsie ; ils observeront soigneusement et complétement tout ce qui sert à ce but. Ils feront part au juge de leurs constatations avant de les noter au protocole.

Devoirs des médecins d'établir certaines circonstances du cas. — Les opérateurs ont le devoir, quand ils le trouvent nécessaire d'inviter le juge, avant l'autopsie, à leur faire visiter le lieu où a été trouvé le corps, d'établir sa position à ce moment et à leur procurer les vêtements portés par le décédé.

Ils pourront habituellement s'attendre à recevoir spontanément ces communications.

Ils ont le devoir de prier le juge de leur faire connaître toutes circonstances déjà relevées qui faciliteraient leurs recherches et leurs conclusions.

Recherches microscopiques. — Toutes les fois que pour déterminer sûrement et promptement la nature d'une constatation douteuse, par exemple pour reconnaître du sang, un liquide coloré renfermant de l'hématosine il sera nécessaire de faire un examen microscopique. Celui-ci devra être pratiqué de suite.

Lorsque les circonstances empêchent de se livrer à cet examen et qu'il s'agit de recherches microscopiques plus délicates (examen de tissus) qui ne se peuvent faire instantanément, ces parties seront conservées sous la garde de la justice, et il y sera procédé aussi vite que possible. On indiquera au protocole le moment précis où a été fait ce travail.

Autopsie. — L'autopsie (obduction) se compose de deux temps :

A. Examen externe (inspection).

B. Examen interne (section).

Examen externe. — L'examen externe comprend celui du corps en son ensemble et celui de ses parties.

Quant au corps en général, il faut rechercher et noter :

1° Age, sexe, taille, conformation, état de la nutrition, traces de certaines maladies (ulcères), signes anormaux, taches, cicatrices, tatouages, augmentation, absence de quelque membre.

2° Signes de la mort et signes de la putréfaction.

Il faut donc, après avoir enlevé le sang, les fèces, les corps gras et autres saletés qui maculent la peau, établir la présence ou l'absence de la rigidité, la coloration générale de la peau, les changements de coloration de quelques parties, la putréfaction, la couleur, le siège, l'étendue des taches cadavériques qu'on incise, et les examiner attentivement, pour ne pas les confondre avec des ecchymoses. Quant aux diverses parties, il faut établir sur le cadavre des personnes inconnues, la couleur et autres particularités des cheveux (tête et barbe), ainsi que la couleur des yeux.

3° La présence d'objets étrangers dans les ouvertures naturelles de la face, l'état et le mode d'implantation des dents, l'état et la situation de la langue.

4° Examiner le cou, la poitrine, l'abdomen, le dos, l'anus, les parties génitales externes et enfin les membres.

S'il y a lésion de quelque partie, il faut indiquer sa forme, sa direction par rapport à quelques points de repère, sa longueur, sa largeur en mesures métriques. Pendant cette inspection externe, on doit se garder de sonder, d'écarter les blessures ; leur direction et leur profondeur seront reconnues par l'examen interne.

Si, cependant, les médecins jugent nécessaire l'introduction d'une sonde, ils procèderont avec précaution et inserreront leurs motifs au protocole (§ 27).

S'il y a blessure, il faudra reconnaître l'état des bords, des parties voisines, et, après examen et description de la blessure dans son état primitif, constater, en l'étendant, l'état de ses parois et de son fond.

Il suffit d'une description sommaire de ces altérations de la peau, qui n'ont évidemment aucun rapport avec la cause de la mort, telles qu'érosions, traces de manœuvres de sauvetage, de dents, de rougeurs et autres semblables.

Examen interne ; dispositions générales. — Pour l'examen interne, il faut ouvrir les trois principales cavités : tête, poitrine, abdomen.

Si on attend quelque révélation de l'ouverture du canal rachidien, il ne faut pas la négliger.

S'il y a soupçon fondé de la cause de la mort, ouvrez la cavité dans laquelle se peuvent supposer les principales altérations; autrement, procédez toujours dans l'ordre : tête, poitrine, abdomen.

Dans chacune de ces cavités il faut déterminer la position des organes, puis la couleur, la nature de leur surface, la présence d'un contenu insolite, corps étrangers, gaz et liquides en quantité et poids, et enfin examiner chaque organe à l'extérieur et à l'intérieur.

Cavité crânienne. — L'ouverture de la cavité crânienne, à moins que des blessures, qui doivent toujours être respectées, commandent un autre procédé, se fera par l'incision du cuir chevelu, pénétrant jusqu'au crâne, d'une oreille à l'autre, et passant par le vertex.

Les deux lambeaux sont renversés en avant et en arrière.

Quand on a visité les parties molles et la surface du crâne, celui-ci est coupé par un trait de scie; la calotte éloignée est examinée à ses faces externe et interne.

On inspecte la face supérieure de la dure-mère; on incise le sinus supérieur, on constate son contenu; on fait à droite et à gauche, le long du sinus, avec les ciseaux, l'incision de la dure-mère; on relève les lambeaux; on examine sa face interne, puis la pie-mère, dont une incision semblable met le cerveau à nu et on l'enlève, en faisant attention à la quantité de liquide réunie à la base, à l'état de la pie-mère, à l'état des grosses artères.

Quand on a ouvert les sinus latéraux et au besoin d'autres canaux sanguins, on se rend compte de la forme et de la dimension du cerveau, et par des coupes successives on explore les hémisphères, les couches optiques, les corps striés, les tubercules quadrijumeaux, le cervelet, la moelle allongée, en notant particulièrement sa couleur, la réplétion des vaisseaux et la consistance du tissu. En outre, il faut toujours considérer l'état de la toile et des vaisseaux choroïdiens.

L'étendue et le contenu des diverses cavités cérébrales, l'état et le degré de congestion sanguine des plexus sont à noter, ainsi que l'existence de coagulums sanguins en dehors des vaisseaux.

A la fin on enlève la dure-mère, et on examine les parois et la base du crâne.

Face, glandes parotides, salivaires, organe audilif. — Quand il est nécessaire de mettre à découvert les parties intérieures de la face, d'examiner la parotide, le conduit auditif, il faut prolonger l'incision derrière l'oreille jusqu'au cou et disséquer la peau en avant.

Dans ces investigations il faut avoir soin de constater l'état des gros vaisseaux artériels et veineux.

Rachis et moelle. — L'ouverture du canal rachidien se fait habituellement par le dos. La peau avec la couche graisseuse sous-jacente est tranchée d'un seul trait, pénétrant jusqu'aux apophyses épineuses. On dissèque proprement de chaque côté les muscles, en observant s'il existe des ecchymoses, des déchirures, des fractures.

Puis, à l'aide de la gouge et du maillet ou du rachitome, on divise les arcades de chaque côté et on les enlève avec les apophyses épineuses. Lorsque qu'apparaît ainsi la dure-mère, on l'examine, puis on l'incise dans toute sa longueur, on observe son contenu, liquide ou extravasa-sanguin, l'aspect, la couleur de sa face interne de la pie-mère et en faisant passer la pulpe du doigt sur le cordon, on s'assure du degré de résistance de la moelle. A diverses hauteurs on coupe de haut en bas les racines postérieures, on la soulève par sa partie inférieure, on coupe les racines antérieures des nerfs, et on retire sa partie supérieure du trou occipital.

Dans ces diverses opérations, il faut éviter la compression et la rupture de la moëlle. On examine la partie antérieure de la pie-mère ; on note la dimension, la couleur extérieure, et par des incisions transversales, multiples, avec un couteau tranchant, on constate l'état intime de la moelle, aussi bien des cordons blancs que de la substance grise.

Enfin, la dure-mère est détachée du corps des vertèbres. On cherche s'il y a des épanchements sanguins, des fractures, des altérations du corps, des vertèbres, ou des cartilages interosseux.

Cavités thoracique et abdominale. — L'ouverture du cou, des cavités thoracique et abdominale se fera par une incision longitudinale du menton à la symphyse pubienne, passant à gauche de l'ombilic. Ordinairement on pénètre de suite dans l'abdomen sans entamer les organes qu'il renferme, ce qu'on évite plus sûrement si on commence par faire une petite ouverture du ventre, à ce moment on constate s'il s'échappe des gaz ou du liquide ; puis, on fait pénétrer par cette ouverture un doigt, deux doigts qui soulèvent les parois au-dessus de l'épiploon, et on pratique la section de la peau de dedans en dehors.

Il faut examiner aussitôt la couleur, la situation et l'aspect des intestins, noter la présence d'un contenu insolite, et établir avec le doigt la situation du diaphragme.

Les recherches touchant les organes ne sont immédiatement entreprises que s'il y a présomption suffisante d'y trouver la cause de la mort. Dans tous les autres cas, l'examen de la cavité thoracique doit précéder celui de l'abdomen.

Poitrine. — Pour l'ouverture de la poitrine, l'éloignement des parties molles doit se faire par une attentive dissection jusqu'à la rencontre ou un peu au-delà de la rencontre des cartilages et des côtes de chaque côté.

Les cartilages seront coupés avec un instrument solide, en évitant de toucher le cœur et les poumons. Si les cartilages sont ossifiés, il est préférable de couper les côtes avec des cisailles ou la scie, à 0,01 en dehors.

Des deux côtés, l'articulation sterno-claviculaire est ouverte. On y pénètre facilement par une incision semi-lunaire, le scalpel tenu perpendiculairement. On sépare l'attache de la première côte, soit dans le cartilage, soit par un trait de scie de l'os, en évitant de blesser les vaisseaux sous-jacents. Le diaphragme est séparé de ses attaches aux côtes, aux cartilages et à l'apophyse xyphoïde, le sternum est relevé en haut, le médiastin est tranché en évitant de toucher le péricarde et les gros vaisseaux. Quand le sternum est éloigné, on examine les cavités pleurales, on note la quantité, la nature du liquide contenu dans leur sac. S'il y a eu un vaisseau ouvert, il en faut faire ligature, ou au moins, en comprimant avec une éponge, empêcher que le sang altère les caractères du liquide pleural.

Le médiastin, le thymus, l'état des vaisseaux en dehors du péricarde seront examinés.

Le péricarde est ouvert, examiné ainsi que le cœur. Il faut observer ses dimensions, sa couleur, la distension des vaisseaux coronaires et des parties, oreillettes et ventricules, sa consistance (rigidité cadavérique) avant tout déplacement ou ouverture du cœur.

Pendant qu'il est encore en place dans ses rapports naturels, on ouvre chaque oreillette, chaque ventricule, on note la quantité et la qualité du sang, son état de coagulation, son aspect. On se rend compte de l'état des valvules, en introduisant deux doigts par les oreillettes. On extrait le cœur, on s'assure de l'état des orifices artériels, d'abord en y versant de l'eau, puis en ouvrant les cavités, et enfin on note ce que présente de particulier le tissu musculaire, quant à sa consistance, sa couleur.

Suppose-t-on une altération de ce tissu (dégénérescence graisseuse), il faut toujours l'examiner au microscope. A l'examen du cœur se rattache celui des gros vaisseaux ; on fera celui de l'aorte descendante après l'examen du poumon.

Une inspection parfaite du poumon nécessite l'extraction de cet organe, il y faut procéder avec précaution, éviter la compression, la déchirure du tissu. S'il existe des adhérences solides anciennes, il ne faut pas les arracher, mais enlever la portion de plèvre costale sur laquelle elles sont fixées. Les poumons extraits, on examine encore leur surface, afin de reconnaître des altérations plus récentes, des exsudats inflammatoires ; on note le degré d'aération, la couleur, la consistance des lobes séparément.

Enfin, de profondes incisions apprendront la consistance du tissu, la proportion d'air, de sang ou d'autre liquide, le contenu solide des vésicules, l'état des bronches et des artères, s'il existe une obstruction de ces dernières. A cet effet, on ouvrira ces vaisseaux avec des ciseaux et on les poursuivra dans leurs ramifications.

S'il y a soupçon d'introduction des masses étrangères dans les poumons, ou si on y trouve des matières dont la nature ne peut être déterminée par une simple inspection, il faut les soumettre au microscope.

Cou. — L'examen du cou peut être fait, selon les particularités du cas, avant ou après l'ouverture de la poitrine et l'extraction des poumons.

Les opérateurs sont libres de commencer par la section du larynx et de la trachée, s'il y a lieu de lui accorder une importance spéciale, comme c'est le cas chez les noyés et chez les pendus.

Il convient d'examiner d'abord les gros vaisseaux et les troncs nerveux, et de constater le contenu de la trachée et du larynx avant de les ouvrir ; il faut même laisser en place le poumon si on accorde une valeur à la nature de ce contenu, le comprimer modérément, afin de s'assurer quels liquides cette compression fait refluer par la trachée.

On enlève ensuite le larynx avec la langue, le voile du palais, le pharynx et l'œsophage; ces parties sont isolément incisées, examinées, notamment la coloration et l'état de leurs muqueuses, sans négliger celui de la glande thyroïde, des amygdales, des glandes salivaires et lymphatiques du cou.

S'il y a une lésion du larynx ou de la trachée, il faut les retirer et les inciser par leur paroi postérieure.

Chez les pendus ou présumés morts par strangulation, il est nécessaire d'examiner, d'ouvrir les carotides encore en place, afin de s'assurer si les tuniques internes sont lésées ou non.

Enfin l'état des muscles profonds et des vertèbres de la région cervicale est à noter.

Cavité abdominale. — L'examen de la cavité abdominale et de ses organes se fera toujours en tel ordre que l'enlèvement d'un organe n'intéresse pas ses rapports avec un autre, avant que ces derniers aient été bien étudiés. Ainsi l'inspection du duodénum et des biliaires précédera celle du foie ; l'ordre suivant est recommandé : épiploon, rate, reins et capsules surrénales, vessie, parties génitales (chez l'homme, postale, vésicules séminales, scrotum, verge, urèthre ; chez la femme, ovaires, trompes, utérus, vagin, rectum, duodénum, estomac, canal biliaire, foie et pancréas, mésentère, intestin grêle, côlon, les grands vaisseaux accolés à la colonne vertébrale dont il faut reconnaître l'état de réplétion sanguine.

Rate. — La rate est décrite, quant à ses dimensions, longueur, largeur, épaisseur non tenue dans la main, mais étendue ; elle est incisée dans sa longueur sans être comprimée par l'instrument et si elle présente quelque modification de structure, découpée dans tous les sens ; il faut toujours noter le degré de réplétion sanguine.

Reins. — Chaque rein est extrait en l'énucléant du péritoine, le long du côlon ascendant ou descendant qu'on refoule. La capsule est incisée par le bord convexe et détachée. Le rein est décrit selon ses volume, forme, couleur et abondance sanguine, et s'il y a lieu, selon son état morbide ; une coupe est faite par son bord convexe pénétrant jusqu'au bassinet ; la surface tranchée est lavée à l'eau froide ; on examine les substances corticale et centrale, les vaisseaux et le parenchyme.

Organes du bassin. — Après avoir ouvert la vessie on place et décrit son contenu, tous les organes du bassin, vessie, rectum et organes génitaux contingents sont extraits en masse et soumis à un examen plus attentif qui se termine par l'appareil de la génération, il faut ouvrir le vagin avant l'utérus chez les accouchées, il faut prêter une attention particulière aux vaisseaux sanguins et lymphatiques tant de la surface que des parois de la cavité et des ligaments, indiquer leur calibre et leur contenu.

Estomac et duodénum.— L'estomac et le duodénum, après examen de leur aspect extérieur dans leur situation naturelle, sont incisés avec des ciseaux, le duodénum, par sa partie antérieure, l'estomac le long de la grande courbure. Constatation faite de leur calibre et de celui du canal biliaire, ils sont extraits pour être l'objet d'un examen plus exact.

Foie. — Le foie est décrit dans sa position, extrait après examen de l'état des canaux excréteurs; l'état de son parenchyme et celui de son contenu sont vérifiés à l'aide de hachures profondes ; il convient de noter ce que présentent ses lobes et les scissures.

Intestins. — L'intestin grêle et le gros intestin, après examen externe quant à leur distension, leur couleur et leur aspect, sont séparés avec un couteau du mésentère aussi près que possible de son insertion ; c'est par ce côté qu'après l'extraction, l'intestin est ouvert avec des ciseaux dans toute sa longueur; pendant l'incision on constate son contenu à diverses hauteurs. Les intestins sont lavés et on note l'état de leurs différentes parties, savoir dans l'intestin grêle les plaques de Peyer, les follicules isolés, les franges et les replis.

Dans tous les cas de péritonite, il faut visiter l'appendice vermiculaire.

S'il y a soupçon d'empoisonnement, l'autopsie commence par la cavité abdominale. Il faut avant tout établir la position, l'aspect extérieur des intestins, le degré de réplétion des vaisseaux et s'il s'exhale une odeur particulière. Quant à la réplétion des vaisseaux, comme dans tout organe, il faut considérer les artères et les veines, les plus grosses et leurs branches, et jusqu'à quel point les plus petites sont remplies, si cette distension est grande ou moyenne.

Ensuite des ligatures doubles sont posées immédiatement au-dessus du cardia et au duodénum au-dessous du canal biliaire, entre elles les deux organes sont coupés. On évitera toute lésion en les sortant, et l'ouverture en sera faite suivant le § 21. — Le contenu est indiqué en quantité, consistance, couleur, composition, odeur et réaction, mis dans un vase bien propre en porcelaine ou en verre.

La muqueuse est soumise à un lavage ; son épaisseur, sa couleur, sa surface sont constatées dans leur ensemble et diverses parties, ainsi que sa structure. Il faut surtout s'assurer si le sang est dans les vaisseaux ou épanché dans le tissu, s'il est frais ou dénaturé par la putréfaction, ou par ramollissement (fermentation) et a pénétré le tissu dans cet état (imbibition) ; s'il est épanché, dire où, à la surface ou dans le tissu, coagulé ou non.

Enfin, il faut observer avec grande attention l'intégrité de la muqueuse : s'il y a des pertes de substance, des ulcérations ; ne jamais perdre de vue cette question ; si ces changements ne sont pas dus à la marche naturelle de la putréfaction après la mort, notamment sous l'influence de la fermentation des matières contenues.

L'estomac et le duodénum sont ensuite réunis au contenu et laissés sous la garde du juge. Dans ce même vase on mettra l'œsophage excisé sous une ligature posée sous le menton, bien examiné. On y placera également l'intestin grêle et son contenu, si l'estomac a été trouvé vide. Enfin d'autres substances ou parties d'organes, sang, urine, fragments du foie, des reins seront séparément remis au juge pour examen ultérieur. L'urine doit être conservée dans un vase séparé ; le sang aussi, si l'on attend quelque lumière de l'examen spectral. Toutes les autres matières seront réunies dans un même vase ; chacun de ces vases sera bouché, scellé, étiqueté.

Si l'œil nu découvre que la muqueuse stomacale se distingue par un aspect trouble, un gonflement, il faut toujours le plus tôt possible procéder à l'examen microscopique et constater l'état des glandes peptiques. Dans le cas où l'estomac renferme des corps suspectes, débris de feuilles ou d'autres parties végétales, résidus d'aliments d'origine animale, il les faut examiner au microscope. Les recherches microscopiques porteront spécialement sur le contenu de l'estomac et de la portion supérieure de l'intestin grêle, détermineront s'il y a empoisonnement par des trichines on réservera, en outre, pour un examen ultérieur des parties musculaires (diaphragme, cou, thorax).

Autopsie de nouveaux-nés.—Dans les autopsies des nouveaux-nés il faut ajouter aux recommandations ci-dessus les points suivants :

Il faut d'abord chercher les signes permettant d'établir la maturité et l'époque de développement de l'enfant savoir : longueur, poids de l'enfant, état du système cutané et du cordon, nature et longueur des cheveux, dimension des fontanelles, longueur des diamètres, longitudinal, transversal, oblique de la tête ; état des yeux (membrane pupillaire), des cartilages du nez et de l'oreille, état et longueur des ongles, diamètre transversal des épaules et du bassin ; chez les garçons, état du scrotum, situation des testicules ; chez les filles, état des parties sexuelles externes. Enfin il faut s'assurer s'il existe un point osseux dans l'épiphyse inférieure du fémur, et qu'elle est son étendue. Pour cela l'articulation est ouverte par une section transversale au-dessus de la rotule, la jambe fortement fléchie sous la cuisse, et la rotule enlevée. De minces tranches sont alors successivement détachées au scalpel jusqu'à ce qu'on soit arrivé au plus grand diamètre du point osseux trouvé, et on en donne la mesure en millimètres.

S'il apparaît de l'état du fruit qu'il est né avant la trentième semaine, on arrêtera là l'autopsie, à moins que le juge ne commande expressément de la poursuivre.

Doçimasie. — Est-il probable que l'enfant est né après la trentième semaine, il faut rechercher s'il a respiré pendant ou après l'accouchement, faire la docimasie pulmonaire et procéder de la manière suivante :

a. Dès l'ouverture de l'abdomen, reconnaître la situation du diaphragme par rapport aux côtes correspondantes. C'est pourquoi chez les nouveaux-nés la cavité abdominale doit être ouverte d'abord et séparément, et ensuite seulement les cavités pectorale et cérébrale. Les organes abdominaux ne doivent cependant jamais être disséqués, avant l'examen de la poitrine.

b. Avant l'ouverture de la poitrine, on posera une ligature simple sur la trachée au-dessus du sternum.

c. On ouvrira la poitrine, on établira la dilatation des poumons et leur position qui en dépend particulièrement par rapport au péricarde.

d. Ouvrir le péricarde, constater son état et celui du cœur.

e. Ouvrir les divers compartiments du cœur, vérifier leur contenu et leur état.

Les organes abdominaux ne doivent cependant être jamais disséqués avant l'examen de la poitrine.

f. Ouvrir par une incision longitudinale le larynx et la partie de la trachée supérieure à la ligature, noter le contenu et l'état des parois.

g. Couper la trachée au-dessus de la ligature et l'extraire avec tous les organes.

h. Après avoir enlevé le thymus et le cœur, il faut s'assurer si les poumons surnagent; on les place dans un vase assez grand, rempli d'eau pure et fraîche.

i. Ouvrir la trachée et ses ramifications, bien examiner leur contenu.

k. Faire des incisions dans les poumons, observer si elles font entendre une crépitation, la quantité et la qualité du sang que fait sortir par les surfaces tranchées une légère compression.

l. Inciser les poumons dans l'eau et s'assurer s'il s'en échappe des bulles d'air.

m. Chaque lobe séparément, puis des portions moindres encore seront soumises aux mêmes épreuves.

n. Ouvrir le pharynx et noter son état.

o. Enfin, si on soupçonne que le poumon est incapable d'admettre l'air par l'obstruction des vésicules (hépatisation), ou par des matières étrangères (méconium), il faut l'examiner au microscope.

Autres recherches.— Finalement, il est du devoir des opérateurs d'examiner tous les organes non dénommés dans ce réglement qui présenteraient quelque lésion ou irrégularité.

Fermeture des cadavres ouverts. — Le chirurgien d'arrondissement, respectivement le second médecin adjoint, est tenu, après l'achèvement de l'autopsie et après avoir éloigné les débris autant que possible, de refermer selon l'art les cavités du corps qui ont été ouvertes.

TABLE DE MATIÈRES

RÉGLEMENT

Imprimerie de l'Ouest, A. Nézan, Mayenne.

www.ingramcontent.com/pod-product-compliance
Ingram Content Group UK Ltd.
Pitfield, Milton Keynes, MK11 3LW, UK
UKHW021000180726
13838UKWH00003B/1399